AF404516

QUELQUES MOTS

SUR

L'HOMŒOPATHIE

PAR

M. le Docteur LARGAUD

ANCIEN INTERNE DES HÔPITAUX

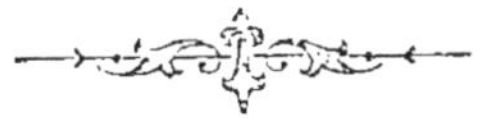

REIMS

IMPRIMERIE ET LITHOGRAPHIE DE L'INDÉPENDANT RÉMOIS
40, Rue de Talleyrand, 40

—

1887

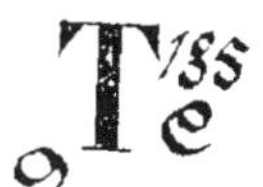

DÉPÔT LÉGAL
Marne
92 181
1887

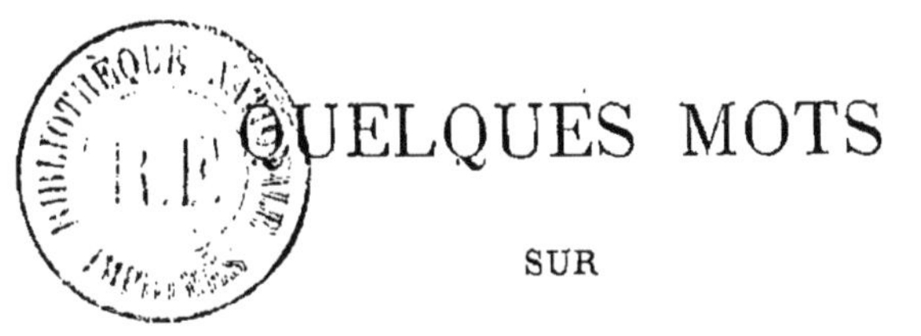

QUELQUES MOTS

SUR

L'HOMŒOPATHIE

Te 135
285

QUELQUES MOTS

SUR

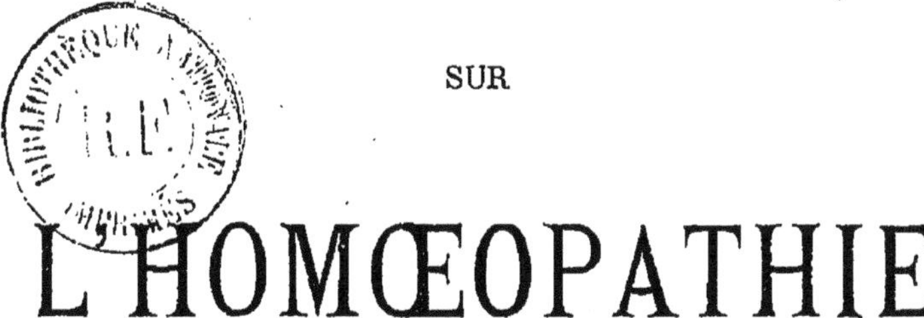

L'HOMŒOPATHIE

PAR

M. le Docteur LARGAUD

ANCIEN INTERNE DES HÔPITAUX

REIMS

IMPRIMERIE ET LITHOGRAPHIE DE L'INDÉPENDANT RÉMOIS

40, Rue de Talleyrand, 40

1887

QUELQUES MOTS

SUR

L'HOMŒOPATHIE

On oublie trop facilement, dans le public, que le médecin qui se dit homœopathe a fait, pour conquérir son diplôme de docteur, les mêmes études, a passé les mêmes examens devant les mêmes professeurs d'une Faculté de médecine, que les autres membres du corps médical. On se figure, je ne sais trop pourquoi, que le médecin homœopathe est un être à part dans la corporation des médecins, n'ayant pas la même origine que ses confrères et se servant, dans l'art de guérir, de moyens plus ou moins avouables, ténébreux, ne reposant sur aucune donnée scientifique.

Eh bien, il faut que l'on sache que le médecin qui pratique l'homœopathie n'a pour point de départ qu'une doctrine purement scientifique ; que, s'il a délaissé les sentiers battus par ses confrères, c'est qu'il a eu le temps et les moyens de reconnaître ces sentiers comme défectueux et semés de précipices, et que, s'inspirant uniquement du but vrai, suprême de la médecine qui consiste à chercher la guérison des malades, il a trouvé une voie plus sûre, plus rationnelle : cette voie, c'est la méthode fondée par Hahnemann, c'est l'Homœopathie.

Qu'est-ce que l'Homœopathie ?

C'est une doctrine médicale basée sur l'expérimentation des médicaments sur l'homme sain et l'application de ces médicaments à l'homme malade, d'après la loi de similitude formulée : *Similia similibus curantur*. Cela signifie qu'il ne faut jamais administrer à un malade des substances dont les effets sur l'homme sain ne soient parfaitement connus et démontrés par l'expérimentation pure, et ces substances seront capables de *faire cesser une maladie* lorsqu'il sera démontré qu'elles peuvent faire naître chez un sujet en santé des *symptômes semblables* aux symptômes caractérisant la maladie qu'il s'agit de faire cesser. — L'observation, l'expérimentation, toute l'homœopathie est là ; avec elle rien d'empirique, rien qui soit livré au hasard. Et cette doctrine médicale, toute de clarté, de logique et de sûreté, devait nécessairement se révéler un jour devant les incertitudes, les obscurités, le chaos de la médecine officielle.

« La matière médicale, dit Barbier, est encore une collection de conclusions trompeuses, d'annonces décevantes plutôt qu'une véritable science. »

« Temps perdu ! la matière médicale est toute à refaire. » (Bordeu.)

« On dit que la pratique de la médecine est rebutante, je dis plus, elle n'est pas, sous certain rapport, celle d'un homme raisonnable, quand on puise les principes dans nos matières médicales. » (Bichat.)

« Absence complète de doctrines scientifiques en médecine ; absence de principes dans l'application de l'art ; empirisme partout : voilà l'état de la médecine ! » (Malgaigne.)

« Enfin, est-ce qu'une main hardie ne nettoiera pas cette étable d'Augias ? » (Stahl.)

Voilà, lecteurs, quelques paroles de nos plus grands médecins sur les satisfactions d'étude et de pratique que peut donner la médecine classique, et jugez si Hahnemann eut raison de renverser tout ce vieil échafaudage de systèmes, de théories et d'empirisme pour y substituer une thérapeutique toute basée sur l'étude expérimentale des médicaments.

Un des points importants de la pratique homœopathique consiste dans l'emploi préféré de doses très faibles de médicaments. Ces doses, dites infinitésimales, sont le grand cheval de bataille de nos adversaires qui, par ignorance ou par mauvaise foi, ont confondu en une seule et même chose la doctrine elle-même et la question des doses; ils ont cherché à ridiculiser l'homœopathie en la liant indissolublement à l'infinitésimalité des doses employées. Or, nous savons maintenant en quoi consiste essentiellement notre méthode, soit en *l'action des semblables*, autrement dit en l'homœopathicité du médicament : L'éllébore (veratrum) donne tous les symptômes du choléra, il doit donc agir sur le choléra et effectivement ses succès sont constants. L'opium qui endort, guérit des fièvres soporeuses, léthargiques. La rhubarbe, douée de propriétés purgatives, triomphe de la diarrhée. L'approche du feu est le moyen le plus propre à faire cesser la douleur des brûlures. La belladone préserve de la scarlatine et la guérit, parce que cette substance peut produire sur l'homme sain une affection qui ressemble beaucoup

à la scarlatine. Le sureau, puissant sudori-
fique, se montre constamment efficace dans la
suette épidémique. La bryone irrite les bronches
et le poumon et produit les points de côté avec
crachats sanguinolents : la bryone donne les plus
beaux résultats dans la fluxion de poitrine. La
noix vomique produit sur l'homme sain toute es-
pèce de troubles digestifs : c'est par milliers que
nous comptons les estomacs guéris par la noix
vomique.

Et c'est à l'infini que nous pourrions continuer
les exemples. Il faut lire, dans le livre immortel
de Hahnemann, *l'Organon*, les curieux passa-
ges relatifs aux guérisons célèbres dues à des
médicaments passés dans la thérapeutique, pour
leur efficacité reconnue, et que le hasard seul ou
l'empirisme avaient fait connaître. Hahnemann
prend une à une ces admirables cures et démontre
de la façon la plus claire que tous ces médicaments dus au hasard n'ont agi, n'ont amené la
guérison que par la seule raison qu'ils agissaient
selon la loi de similitude, d'homœopathicité au
mal. Ces médicaments, me direz-vous, étaient
donnés à dose massive. Nous le savons bien ; mais
n'allez pas croire que ce sont les petites doses,
les infinitésimales qui constituent notre doctrine :

ceci n'est qu'un corollaire que l'expérience seule a fourni à la loi fondamentale de similitude.

Veut-on maintenant le pourquoi de nos préférences pour l'emploi des petites doses ? Tout d'abord, une chose qui vaut mieux que tous les plus beaux raisonnements : leur action sûre, démontrée par une expérience de plus de 60 années et qui ne s'est jamais démentie.

Ensuite, la connaissance des tendances de la nature qui sont de réagir contre la maladie. Eh bien, le médecin ne doit que chercher à agir dans le sens de la nature et l'expérience nous montre encore, et d'une façon constante, que pour rétablir l'harmonie détruite, détournée par l'action nocive du principe morbide, il n'est besoin que d'une quantité minime du médicament, à la condition que celui-ci soit bien choisi et que son application soit faite suivant la *loi des semblables*.

Une troisième et importante raison fait que le médecin homœopathe n'aime pas les fortes doses : c'est qu'il est malheureusement à la connaissance de chacun qu'une forte dose de médicament donnée mal à propos aggrave fatalement le mal, si toutefois elle ne va pas jusqu'à produire la mort même. Et ces cas sont moins rares qu'on ne pense (qui de nous, en effet, peut se dire à l'abri de l'erreur ?) ce qui a amené plusieurs médecins, ceux-là surtout qui ont le plus de savoir et d'expérience, à renoncer à toute médication active et à ne donner que peu ou point de remèdes proprement dits.

Rien de tout cela n'est à craindre avec notre méthode, car le médicament à petite dose (et c'est encore l'expérience qui parle) n'agira que *s'il est bien choisi suivant la loi des semblables*. Il passera sans effet et ce sera seulement du temps perdu, *dans le cas contraire*.

L'homœopathie a accepté les doses infinitésimales parce qu'en les lui révélant, l'expérience lui en a fait une obligation. Sans elles, sa marche eût été certainement plus rapide en donnant moins de prise aux sots quolibets et aux sophismes de gens qui n'ont pas même pris la peine de l'étudier superficiellement. Mais en les délaissant, elle tronquait la vérité qui est sa ligne de conduite et diminuait ainsi les bienfaits de sa pratique. Elle n'a point hésité et en les adoptant elle a fait son devoir; c'était pour elle une question de conscience et pour les malades une question de guérison, le résultat cherché, le but évident de la médecine.

Nos adversaires n'ont pas manqué d'arranger tout cela à leur manière. Ils ont d'abord proclamé que nos médicaments (globules) à dose infinitésimale étaient absolument sans action et que nous ne faisions, sans vouloir l'avouer, que de la *médecine expectante*. Malheureusement pour eux des tentatives de médecine expectante ont été faites dans divers services d'hôpitaux à propos justement d'une maladie qui, entre leurs mains, donne un chiffre de mortalité considérable. Sur 100 malades atteints de *fluxion de poitrine* traités par eux, il en meurt 30 environ ; avec la médecine expectante, c'est-à-dire en laissant agir la nature, le nombre des décès est tombé à 19 0/0. Et dans tous les hôpitaux homœopathiques la moyenne est de 3 0/0 ! Conclusion : Il vaut mieux dans la fluxion de poitrine, se passer de médecin et laiser agir la nature, à moins que le médecin appelé ne soigne homœopathiquement le malade.

Nos détracteurs ont aussi voulu nier, dans nos globules médicamenteux, la présence même du médicament et cela parce que leur soi-disant habileté ou leurs instruments de recherche ne pouvaient découvrir cette présence. Un nouveau procédé d'analyse, le spectre solaire, admirable découverte de MM. Bunsen et Kirchoff, ainsi que les belles expériences du docteur Ozanam sont, mal à propos pour eux, en démontrant la présence du médicament jusqu'à la 15ᵉ dilution, venues

démolir tout leur système de méchantes alléga-
tions. Et d'ailleurs, où en serions-nous si nous nous
mettions à nier tout ce que nous ne pouvons pas
expliquer? Nier la présence et l'action des infi-
niment petits !... Alors qu'un globule de liquide
générateur, contenant deux billionièmes de grain
de semence, opère une fécondation !... Alors que
de simples émanations telluriques ou marécageu-
ses donnent souvent la mort à l'homme ; que la
présence de fleurs dans un appartement a pu
produire des maux de tête, des vertiges, des syn-
copes, des vomissements, de l'asphyxie ! Et
l'action de la piqûre vaccinale, des venins, de la
salive des syphilitiques ? Et la traînée aussi ter-
rible qu'imperceptible des miasmes épidémiques?

Puisque des doses infinitésimales d'agents si
divers donnent la vie, la maladie ou la mort, on
aurait *à priori* l'au moins étrange prétention de
déclarer ces mêmes doses incapables de rendre la
santé !... Mais tous les jours nos dilutions infinitésimales la donnent cette santé, pour le plus
grand bien de l'humanité et le plus grand honneur de Hahnemann ; et si l'Ecole officielle de
médecine met, de parti pris, son veto sur notre
doctrine, il est, Dieu merci, assez de pauvres
malades dans le monde qui lui doivent leur retour

à la santé et proclament ses vertus et ses mérites.

En France, à part Paris qui compte de grands médecins homœopathes et possède des hôpitaux et dispensaires, il n'est guère que quelques autres grandes villes où l'on pratique notre méthode, du moins d'une façon avouée ; car ils sont bien plus nombreux qu'on ne peut croire les médecins qui font, sans le dire, des prescriptions homœopathiques et qui en reconnaissent le bien fondé. Ce qui empêche ces derniers d'aller plus avant et d'avoir le courage de leur opinion, c'est d'abord la grande difficulté qu'ils éprouvent, sans enseignement de maître et sans autre guide que le livre, à bien approfondir la doctrine et à bien s'en pénétrer ; et puis, il faut bien le dire, le médecin homœopathe est, dans le corps médical officiel, considéré comme la brebis galeuse, et l'isolement dans lequel on le laisse, ainsi que les méchants quolibets dont on le gratifie font reculer et rebutent même les mieux trempés d'entre les néophytes.

En Angleterre, au contraire, en Suisse, en Belgique, en Allemagne, cette médecine est en honneur et les homœopathes y sont très nombreux. Il y a même des pays où ils sont aujourd'hui en immense majorité, aux États-Unis, par exemple, et au

Brésil où notre doctrine est enseignée dans des Facultés spéciales et de vastes et magnifiques hôpitaux.

Il est bien regrettable que dans notre beau pays l'homœopathie n'ait pas son enseignement propre et ses moyens spéciaux de propagation ; mais toutes ces ressources-là se trouvent dans les mains de nos détracteurs et c'est contre nous qu'ils se servent des mille avantages de leur monopole. Si bien qu'aujourd'hui le médecin qui désire étudier l'homœopathie ne peut arriver à la connaître que s'il a l'occasion d'un confrère qui depuis long-temps pratique cette méthode et veut bien, le livre en mains et le malade sous les yeux, lui en mon-trer les mérites et la supériorité, ou bien encore si ses moyens de fortune lui permettent d'aller suivre pendant assez longtemps les cliniques libres de l'hôpital Saint-Jacques à Paris.

Tous, ici-bas, le riche et le pauvre, le vieillard et l'adulte sont tributaires de la maladie, et par suite ont intérêt à savoir, dans un moment donné, à quelle pratique médicale il est plus sage de se confier.

Avec nous, le résultat se fait rarement attendre et nos médicaments, sous leur forme agréable, par la douceur de leur action et l'absence absolue de moyens violents, sont parfaitement supportés par les personnes les plus difficiles et les plus délicates ; par ces qualités mêmes ils se recommandent d'une façon spéciale dans les maladies des femmes et des enfants.

C'est dans le seul but d'éclairer les malades et de leur être utile que j'ai écrit ces lignes trop succinctes, hélas ! pour leur donner une connaissance entière et approfondie du vaste sujet que j'esquisse. Mais j'aurai du moins assez parlé d'homœopathie pour les rassurer sur ses moyens curatifs, sur les bienfaits qui en découlent et sur les ressources inépuisables qu'elle renferme dans son sein pour le traitement, avec le plus de chances de succès, tant des maladies aiguës que des affections chroniques.

DOCTEUR LARGAUD.

Ancien Interne des Hôpitaux.

Reims, rue Linguet, 15.

www.ingramcontent.com/pod-product-compliance
Ingram Content Group UK Ltd.
Pitfield, Milton Keynes, MK11 3LW, UK
UKHW020124100726
13658UKWH00005B/2345